AF356516

LE PAIN AVEC GERME ET GLUTEN

Le bon Pain de ménage d'autrefois

MEILLEUR — PLUS FORTIFIANT — MOINS CHER

Par M. P. DE MONTAIGNAC, à Montluçon.

La Loi du Nombre

Sous le régime actuel, nous sommes soumis, en tout et partout, aux majorités, à la loi du nombre et du suffrage universel.

Où est la majorité ?

La population française compte 38 millions d'habitants. Tous les chefs de famille, à quelques unités près, sont électeurs.

Comment peuvent être classés tous ces chefs de famille ? N'est-ce pas en raison de l'impôt qu'ils payent ?

Tous sont imposés à la cote Personnelle, Mobilière, Portes et fenêtres, comprise dans les cotes foncières dont le chiffre s'élève à 340 millions par année en principal. (1)

(1) Pour les cotes foncières, voir aux pièces justificatives.

Tableau et classification en quatre groupes et dix classes des familles imposées.

QUATRE GROUPES :

1er de   0 à   20 francs   7 millions 963 mille familles.
2e de   20 à   50 — 1 — 669 —
3e de 100 à 300 — 281 —
4e de 300 et au-dessus   87 —

Total des imposées..... 10 millions.

DIX CLASSES

Groupe	Classe			Familles
1er groupe	1re de	0 à	5 francs	5 millions 097 mille
	2e de	5 à	10 —	1 — 536 —
	3e de	10 à	20 —	1 — 330 —
2e groupe	4e de	20 à	30 —	626 —
	5e de	30 à	50 —	578 —
	6e de	50 à	100 —	465 —
3e groupe	7e de	100 à	300 —	281 —
4e groupe	8e de	300 à	500 —	46 —
	9e de	500 à	1000 —	29 —
	10e de	1000 et au-dessus		12 —

Quatre groupes en dix classes... 10 millions

Où est la Majorité ?

C'est au 1ᵉʳ groupe qu'appartient évidemment la majorité :

Il comprend 7 millions 963 mille électeurs qui peuvent encore être répartis dans les 3 premières classes, payant de 0 à 5 fr., de 5 à 10 fr., de 10 à 20 fr. d'impôts personnel et mobilier.

Les ouvriers qui composent ce groupe comprenant les huit dixièmes de la population française, n'ont que la force de leurs bras pour gagner leur vie ; ils n'ont point d'état, point d'outils, point de réserves.

C'est le travail journalier seul qui leur donne les moyens d'avoir, pour eux et leurs familles, le pain du lendemain, et s'il survient un chômage causé par maladies, intempéries ou toute autre cause, ils n'ont pas de pain, et sans pain l'homme ne peut ni vivre ni être libre.

Les 2ᵉ et 3ᵉ groupes, comprenant 1 million 950 mille imposés, ont grande puissance, grande influence sur les destinées du pays. Ce sont les ouvriers d'état et d'usines : les commerçants, les agriculteurs, employés de tous ordres, lettrés, fonctionnaires.

Le 2ᵉ groupe, payant de 20 à 50 fr., est très important par le nombre : 1 million 669 mille électeurs ; et le 3ᵉ groupe, qui paye de 100 à 300 fr., compte seulement 281 mille imposés.

Nous nous arrêterons plus longtemps au 4ᵉ groupe, qui forme la classe dirigeante de la nation et qui a de grandes responsabilités.

Disons nettement, tout d'abord, qu'elle n'a que des de-
voirs et point de droits, car elle est rétribuée pour tous les
services qu'elle peut rendre, soit en argent, soit en honneur
et dignités.

46 mille familles payant de 300 à 500 fr. d'impôts annuels, sont les électeurs censitaires d'avant 1848, appelés
par le roi Louis-Philippe Ier à compléter la classe dirigeante.

Quant aux familles très riches payant plus de 1000 fr.
d'impôts fonciers annuels, combien y en avait-il ? 12 mille
seulement sur 10 millions d'imposés.

Ainsi que nous l'avons dit au début de cette note, l'im-
mense majorité est dans le 1er groupe : ce sont des misé-
reux dont tous les efforts des hommes de bien ont pour
objet et pour but d'améliorer le sort.

J'ai démontré autre part ma conviction profonde que le
temps viendra où le pain pourra être assuré à tout le
monde. En attendant on doit chercher à mettre à la dispo-
sition de la classe si nombreuse et si intéressante qui
compose le premier groupe, et au plus bas prix possible,
le pain le plus sain et le plus capable de réparer les forces
des ouvriers épuisés par un dur travail journalier.

Tel est le but que je poursuis depuis plus de vingt
années et auquel j'ai consacré les derniers jours de ma
longue vie.

LE PAIN de MÉNAGE

D'AUTREFOIS

Meilleur, plus fortifiant, moins cher.

Le Pain de chaque jour : C'est la question sociale la plus importante de toutes.

L'ouvrier, le manœuvre, doit s'occuper avant tout de nourrir sa famille ; et tous ceux qui aiment les ouvriers doivent chercher à leur être utiles sous ce rapport.

Notre bon Pain de ménage d'autrefois était meilleur que celui que nous mangeons aujourd'hui. Pourquoi ? je vais vous le dire :

Je mets sous vos yeux la coupe, très grossie, d'un grain de froment ; vous y verrez :

Coupe transversale d'un grain de froment.

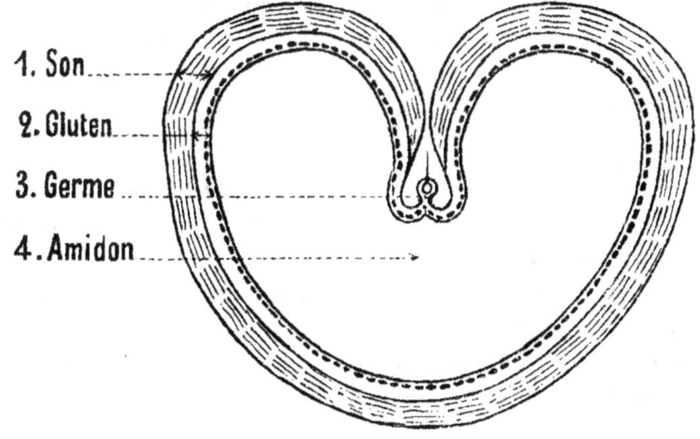

1º L'enveloppe extérieure, le **son,** léger, foisonnant beaucoup, 18 pour cent du poids total. Il est impropre à la nourriture de l'homme ; 2º le gluten, couche très mince, 4 pour cent du poids, blanchâtre, renfermant céréaline, gruaux rouges, presque tout le **gluten** du grain ; 3º la masse de la farine, l'**amidon,** 75 pour cent du poids total ; 4º et enfin le *germe*, 1 pour cent seulement ; *déchet, poussières*, etc., 2 pour cent = 100.

Le son est impropre à la nourriture de l'homme ; on ne compte pas ces 18 pour cent, ni les poussières qui sont déchets 2 pour cent.

Il reste donc 80 pour cent du poids total, sur lesquels on trouve en masse l'amidon, avec lequel on fabrique ce joli pain blanc, bon quand il est frais ; cet amidon qui empèse vos chemises : 75 pour cent environ d'amidon ; et les 5 pour cent de surplus se composent d'abord de la deuxième petite couche qui renferme le Gluten, pour 4 pour cent environ ; et le germe 1 pour cent.

La deuxième, 4 pour cent, le GLUTEN est l'agent par excellence de la nourriture, qui forme les muscles des enfants et les développe ; qui donne aux ouvriers manœuvres le nerf et la force qui leur sont nécessaires pour gagner leur vie et celle de leur famille ; chez l'homme, par analogie, cette couche c'est l'albumine, la force, la vigueur.

Enfin, nous avons le Germe.

Le Germe est le principe de la vie du blé et de sa reproduction.

Le Germe est le ferment ; aussi, dans l'estomac de l'homme, il facilite la digestion et donne au pain ce bon goût que l'on trouvait dans le « bon pain de ménage ».

Ce germe est de couleur jaune, matière gluante, au centre de la fente du grain de blé.

Eh bien ! Le pain que nous mangeons tous n'est fabriqué qu'avec l'amidon, 75 pour cent du poids total du grain ; on a ôté le son ; on a retiré avec soin et le Gluten, principe de force musculaire, et le Germe, principe de vie.

L'industrie meunière enlève ces 5 pour cent de la mouture et ne peut pas faire autrement. Pourquoi ?

Depuis le perfectionnement de toutes les machines, et notamment des machines à battre agricoles, les meuniers ne peuvent pas faire autrement que d'enlever le Germe.

S'ils laissaient ce germe dans leurs farines, ce ferment de la vie, de toute fermentation, si bon à l'estomac, il décomposerait dans le sac toutes les farines au bout de quelques semaines.

Or, les meuniers sont obligés de fabriquer beaucoup, jour et nuit, quand beaucoup de grain est mis en vente à la fois, après la récolte et le battage par les machines, parce que le blé est alors meilleur marché.

Pourquoi le blé est-il à plus bas prix au moment de la récolte ?

Parce que les machines à battre, à la vapeur, qui sont très belles, battent en peu de jours le blé des domaines ; et tous les cultivateurs veulent vendre, et il y a baisse des prix.

Mais, pour acheter beaucoup de blé à la fois, il faut aux meuniers de gros capitaux, et comme ils n'en ont jamais assez, ils sont obligés, en attendant les ventes, de mettre leurs farines fabriquées en dépôt, dans les Magasins généraux, où on leur délivre des certificats de leurs dépôts, des warants ; et, sur la remise de ces warants, les banquiers avancent aux meuniers l'argent qui leur est nécessaire pour acheter encore et fabriquer toujours.

Pour ces opérations qui facilitent le commerce de la meunerie, il est donc indispensable que cette farine de dépôts puisse se conserver longtemps.

Voilà pourquoi les meuniers éliminent soigneusement ce germe des blés, qui serait cependant si nécessaire dans l'estomac de l'homme, mais qui décomposerait dans les sacs la farine, au bout de quelques semaines, par la fermentation.

Le meunier est encore obligé d'ôter les parties du grain qui renferment le plus de ce Gluten qui donne, développe et maintient chez les enfants et chez les ouvriers cette force musculaire nécessaire.

Et ils enlèvent cette partie de Gluten, ces gruaux rouges, parce qu'ils donnent au pain un peu de couleur grise.

Car on a « le préjugé du Pain blanc. »

Et le meunier donne de la farine blanche, car il est marchand, et un marchand doit contenter ses pratiques.

Et le meunier enlève de la farine et Germe et Gluten, qu'il rejette aux déchets ; c'est d'un si faible poids, comparé à la masse, que ce n'est point une perte pour lui.

Et la population Française, ouvrière surtout, s'étiole et s'étiole en mangeant du pain bien blanc, il est vrai, mais fabriqué avec de la farine d'amidon.

Cherchons donc à reconstituer pour tout le monde **le Pain de Ménage d'autrefois : meilleur, plus fortifiant, moins cher.**

De MONTAIGNAC.

Les Trillers — Montluçon, Octobre 1898.

LE PAIN

LES QUALITÉS NUTRITIVES — LA QUANTITÉ

Le PAIN ! c'est la grande, la véritable question sociale dont l'étude s'impose à tout le monde, dont l'importance varie suivant les groupes de la population (voir le tableau à la page 2 de la brochure).

Pour le premier groupe qui se compose de 7 millons 963 mille familles, le pain c'est tout ; c'est **la vie et la liberté.**

Le deuxième groupe comprend 1 million et 699 mille familles. Il se compose de la petite industrie, petit commerce, petite propriété, dans les villes et les campagnes.

Pour ce groupe encore, la qualité nutritive du Pain a une très grande importance : il y a beaucoup de travaux manuels : il faut donc rendre à tous, filles et garçons, ce bon pain de ménage dont le gluten et le germe forment les muscles, facilitent la digestion.

Ce groupe deviendra en outre plus prospère si les familles du premier groupe sont moins misérables ; si elles reçoivent un peu plus, elles dépenseront davantage : elles sont le nombre, et cet accroissement de consommation profitera surtout aux familles du deuxième groupe.

Etudions le troisième et le quatrième groupe :

Les familles riches, 281 mille et 87 mille familles sur 10 millions, ont une nourriture complète et suffisante : elles sont généralement charitables pour les petits : mais ces riches sont si peu nombreux ! ce qu'ils peuvent donner n'est guère qu'une goutte d'eau !

Faut-il en conclure qu'ils n'ont point intérêt à la grande question du Pain ?

Bien au contraire :

Plus ils sont riches, plus grand est leur intérêt à l'ordre public et, par suite, au soulagement des classes inférieures que les souffrances conduisent à la colère, à prendre partie pour le socialisme et l'anarchie. La misère des petits est pour les riches une menace permanente :

Qu'ils étudient la première page de mon travail : ils verront que le danger est plus grand, plus menaçant, qu'ils ne le supposent.

Il menace l'édifice social tout entier, dont ils sont le sommet.

Si la base de l'édifice est ébranlée quel sera le sort des sommets de l'édifice ? il doit inspirer l'effroi !

LA QUESTION DU PAIN

Au point de vue patriotique, humanitaire, chrétien, il faut la qualité d'abord.

J'ai traité de la qualité dans la première partie de ce travail, octobre 1898 :

Le grain de froment, la composition de la farine, c'est la seule question dont, vu mon âge avancé, je puisse encore m'occuper personnellement d'une manière utile :

La composition de la farine.

Viendra ensuite la question du pain.

L'ANÉMIE

Un grand industriel me disait :

« Mais toutes ces malheureuses jeunes filles des cités ou-
« vrières sont anémiées ! Regardez-les : Elles sont fraîches,
« gentilles, mais elles sont maigres, minces, elles s'endor-
« ment dès qu'elles se mettent au travail. »

« Elles sont presque toutes anémiées ! »

Pourquoi ? Je vous l'ai dit :

Le perfectionnement des machines à battre, notamment,
a mis depuis quelques années seulement les meuniers dans
l'obligation de faire des farines d'amidon. Le préjugé du
pain blanc.

Le remède est entre vos mains, appliquez-le sans délai.

Car avec cette farine sans gluten, sans germe, si cette
mouture se continue, l'anémie arrivera à son apogée.

Osons le dire !

Les enfants pourraient-ils donc être anémiés avant même
leur naissance ?

Quel ne serait pas l'affaiblissement de la population !
Malheureuse France.

L'ANÉMIE !

Par moi-même je ne sais rien sur la question médicale.
Je n'ai qu'à copier textuellement ce que j'ai trouvé dans les
livres des grands docteurs, des éminents médecins qu'il
m'a été donné de consulter.

Je livre ces extraits à mes lecteurs :

Et si j'ai le bonheur d'être compris par quelques hommes
dévoués, permettez que je dise :

Vous, mes amis, soyez mes exécuteurs testamentaires.

Car le 14 de ce mois de décembre j'entrerai dans ma

87e année et je n'ai plus, suivant toute probabilité, que quelques jours à vivre.

De Montaignac.

Les Trillers-Montluçon, 17 décembre 1898.

L'ANÉMIE

Je lis dans les dictionnaires de médecine les résultats de l'anémie sur les individualités ; quels seraient donc les effets désastreux de cette affreuse anémie si elle atteignait une population tout entière ! si elle la menaçait jusque dans ses sources, infectait les enfants qui vont naître ?

Quelle perspective effrayante, et c'est la nôtre à bref délai : je ne puis rendre mon effroi !

Voici des extraits textuels des livres des savants médecins.

L'ANÉMIE

Extraits textuels (1)

Anémie. — Diminution de la masse totale du sang, et surtout de ses parties solides, épuisement, inanition des vaisseaux, chlorose, flaccidité morbide, teinte blafarde, jaune de cire de la peau, décoloration des membranes muqueuses, effacement des veines sous-cutanées, faiblesse et fréquence des battements du cœur.

Les anémiques sont sujets aux palpitations de cœur, à l'oppression, aux troubles de la digestion, aux douleurs névralgiques ; ils sont sensibles au froid, incapables d'exercice physique et intellectuel : faiblesse et langueur générale :

(1) Dictionnaire d'Asselin, 1863. — Docteur Raige. Delorme à la faculté de Médecine. — Docteur Darembert. à la Bibliothèque Mazarine.

après la mort qui survient plus ou moins lentement, on trouve tous les vaisseaux flasques et décolorés. L'anémie a pour causes des peines morales, une mauvaise alimentation, habitation malsaine, grande faiblesse.

Remède. Combattre les causes, régime analeptique, toniques, ferrugineux, etc., etc.

Anémie (1). — Le gluten, substance organique azotée, constitue la partie intérieure de beaucoup de grains, et *surtout* du froment.

C'est une substance d'un blanc grisâtre, molle, collante, et d'une odeur spermatique : c'est à ce corps que la pâte doit la propriété de lever ; aussi la farine de froment en contient beaucoup plus que toute autre farine.

Les réactifs chimiques ont démontré que ce corps est identique aux substances azotées des animaux, d'où le nom de fibrine végétale donnée à la Glutine.

La Glutine a la même composition chimique que l'albumine du sang, sauf les proportions de soufre et de phosphore, qui varient légèrement.

La Glutine est le principe coagulable des sucs des plantes.

Elle est aussi une des parties constituantes des grains de froment : elle se coagule par la chaleur et son coagulum est aussi jaune grisâtre.

Anémie (2). — Physiologie humaine — principes nutritifs — principes azotés — digestion — nutrition — calorification — chaleur animale.

(1) Dictionnaire de Littré.
(2) Budge, traduit de l'allemand. Paris, Lemasson.